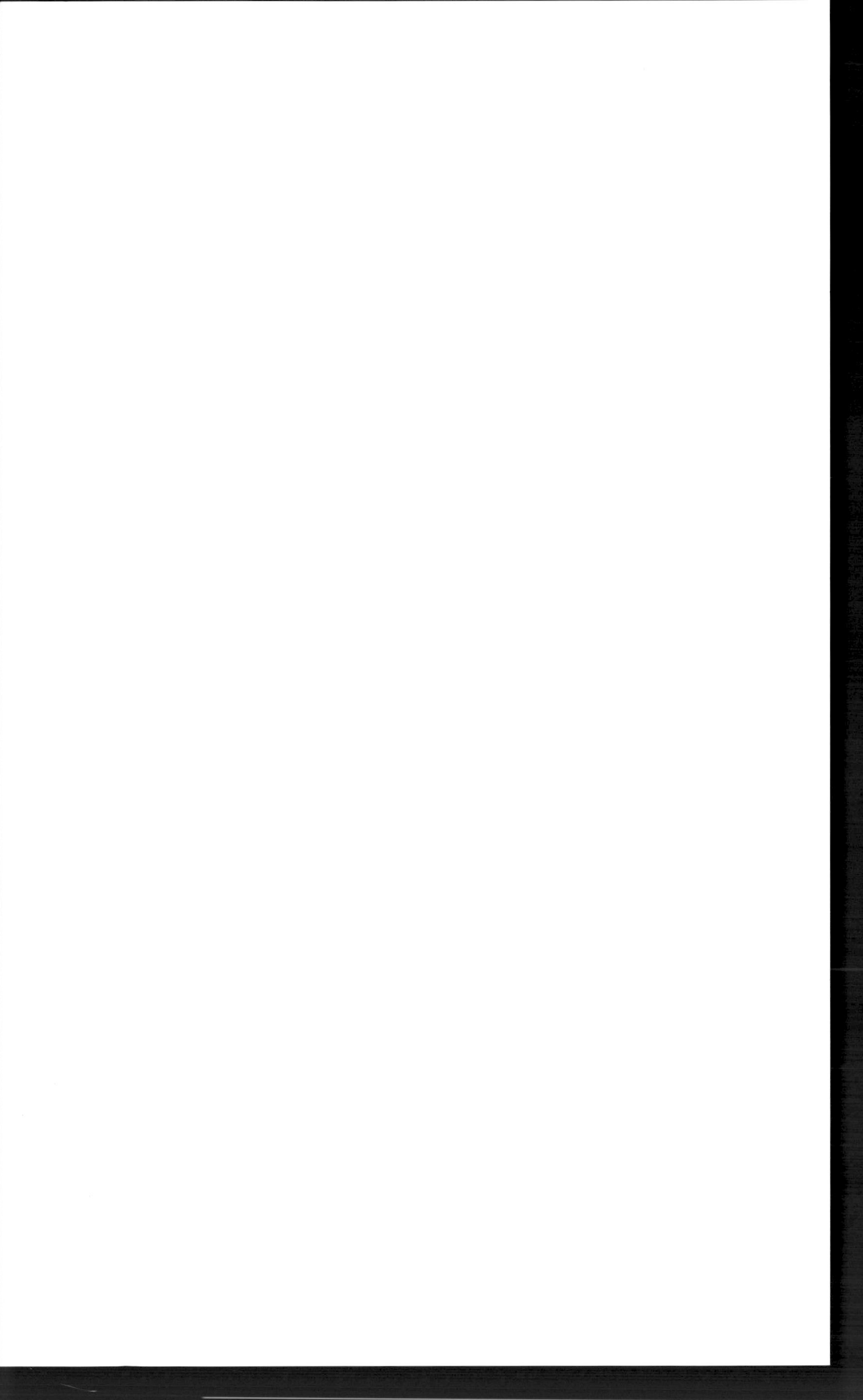

# CAUSERIES DU MOIS

PAR

LE DOCTEUR MUNARET.

Ridentem dicere verum
..... Quid vetat?
HORACE.

(Extrait des feuilletons de la *Gazette Médicale* de Lyon.)

LYON.
IMPRIMERIE TYPOGRAPHIQUE DE RODANET.
Rue de l'Archevêché, 3.
1850.

# CAUSERIES DU MOIS.

## (*Janvier*.)

SOMMAIRE. — Souhaits du jour de l'an. — Un livre à faire et un journal défait. — Il y a fagot et feuilleton. — Trois désirs et deux compliments. — Le choléra et l'homœopathie. — *Veratrum* et pantalons rouges. — Brochures de circonstance — Un mot de Pococurante.

*A Monsieur le docteur Barrier*,

Bon jour et bon an, cher confrère ; — cette formule n'est pas neuve, j'en conviens, — mais elle renferme autant et plus de choses que le menuet de Vestris.

Un bon jour ! — comme je le comprends et vous le souhaite, — serait la somme de toutes les bonnes minutes qui dérident une existence prosaïque comme la nôtre.

Une bonne année ! — pour vous, journaliste, sera le succès toujours croissant de votre publication ; — succès de bon aloi, — succès scientifique et même aurisonnant, — oui, *aurisonnant*, j'ai lâché le mot et je le maintiens. — MONSEIGNEUR CAPITAL, comme dit Proudhon, est choyé par l'ancien et le *nouveau monde* ; — à son aspect, les muses sourient, la science s'incline, et si Hippocrate nous revenait, vous le verriez accepter les petits cadeaux d'Artaxercès, pour payer les superdépenses du luxe moderne et sa future patente...

Mais qui veut la fin veut les moyens et je vous demande la permission, mon cher confrère, de vous énumérer, — dans l'intérêt que je porte à la GAZETTE MÉDICALE, — quelques *desiderata* d'une réalisation facile, si vous ne craignez pas de mésallier l'art d'écrire que vous possédez, avec la science du *truc* que vous ne cultivez pas assez.

*Habent sua fata libelli.* — Hélas ! oui, cher confrère, et à ce sujet, j'ai remarqué qu'en province, la moyenne de la vie des carrés de papier a été jusqu'à présent bien au-dessous de celle des carrés semblables, noircis à Paris — A quoi cela tient-il? — à l'air, aux lieux ou aux eaux? — aux six choses non naturelles? — à une maladie endémique ou à une diathèse?

Pathogénie à méditer, — livre à faire, — livre tout neuf, moins son titre, qu'on pourrait emprunter, — pardon, — j'ai voulu dire voler au citoyen Raspail : HISTOIRE NATURELLE DU JOURNAL, EN SANTÉ ET EN MALADIE.

Dans ce livre, qui serait instructif au fond, et friand quant aux détails, comme un lambeau de la satire Ménippée, — la presse médicale de Lyon aurait son chapitre, — et dans ce chapitre, — parmi les causes de la fin prématurée de toutes ses publications périodiques, on signalerait une rédaction trop monotone, — substantielle mais fadasse comme le pot au feu d'un hospice.

Toujours des perdrix, disait le père Letellier à son auguste pénitent, Louis XIV, ça finit par me dégoûter. — Voilà bien ce que disait et répétait, en d'autres termes, mais dans le même sens, feu le *Journal de la Société de Médecine* à la dynastie de ses rédacteurs, ce qui ne l'empêcha pas de mourir, — à la fleur de son âge, — des suites mal connues d'une indigestion médico-chirurgico-psycologique. — Le pauvret! — Un rien pouvait le guérir cependant! — quelques pilules *ante cibum*, selon la spirituelle formule de mes amis et maîtres, — Réveillé-Parise et Jean Raymond.

Que cette erreur de diagnostic vous instruise, honoré confrère; vous pouvez recourir à la médecine préventive, en faveur de l'enfant chéri de votre plume, — usez en et de suite. — Aujourd'hui, voyez-vous, le public le plus grave, auquel nous nous honorons d'appartenir l'un et l'autre, veut qu'on l'instruise en l'amusant, *seria ludendo;* — et de sa part, ce n'est pas fantaisie mais besoin.

Médecins, tout nous attriste, *intus et extra.* — Au dedans, *intus*, au lit des malades, — sang et pus, douleurs et mort... — Au dehors, *extra*, fatigues et déceptions éternellement inhérentes à la pratique, compliquées du typhus indien qui nous nargue ou nous menace, et du *tohu-bohu* politique qui nous ruine, en appauvrissant tout le monde!

En vérité, je vous le dis, mon cher confrère, en ces temps prédits par le prophète, il faut absolument distraire vos lecteurs; — des feuilletons, s'il vous plaît, — *panem et circenses.*

J'en publie un dans chaque numéro de mon journal, allez-vous me répondre. — Entendons-nous, cher confrère, il y a fagot et fagot. — Le feuilleton n'est pas un prospectus de maison de santé, — la reproduction d'un discours, — l'analyse d'une thèse ou le compte-rendu d'un ouvrage sur le séné, par l'auteur d'un autre ouvrage sur la rhubarbe; — le rez-de-chaussée d'un journal comme le vôtre n'est pas agencé pour un *office de publicité* — ce doit être le réduit d'un philosophe qui a beaucoup vu, beaucoup lu, beaucoup pensé; — qui ne disserte sur rien mais peut causer de tout; — qui n'a d'autre commère que la vérité, d'autre compère que le droit de chacun; — qui sait fureter dans les plus petits événements du jour, de la semaine ou du mois et y trouve un bon mot, enveloppe d'un bon conseil; — qui possède assez de finesse dans l'esprit, pour *acupuncturer* toutes les susceptibilités, sans qu'elles grimacent, — et pourtant assez de courage, pour oser courir sus, avec la pointe d'une plume, à toutes les bêtes qui infestent le territoire médical, — ignorance, — sottise, — charlatanisme...

On désire, en second lieu, que vous vous préoccupiez davantage des intérêts locaux, sous le rapport de l'hygiène publique, conformément à votre programme. — Il y a tant à dire et à redire sur ce chapitre, que, ma foi, vous auriez une excuse à votre service, en répondant que vous ne saviez par quel bout prendre notre bonne ville, pour l'épouster, — la laver, — lui donner de l'air, — et la rendre enfin présentable, habitable, agréable. Cette tâche vous incombe, — médecin et journaliste, — vous la remplirez efficacement, avec les inspirations du patriotisme et les lumières de la science.

Troisième et dernier désir de vos abonnés : — tous les mois, une revue plus complète de médecine, de chirurgie et de thérapeutique des journaux français et étrangers. — Cette réclamation, mon cher confrère, a sa raison d'être, dans le *res angusta* de la majorité des médecins, qui veulent, dans votre journal, lire tous les autres.

Boileau a dit : Aimez qu'on vous conseille et non pas qu'on vous loue. — Pour un poète, il fut trop austère, car l'admiration est la vie de l'écrivain; — j'accepte difficilement le rôle d'Aristarque, si je n'ai pas l'espérance de pouvoir édulcorer l'amer ou l'acide de mes observations, avec le miel d'un compliment mérité. — Donc, mon cher confrère, je vous félicite de votre initiative vraiment courageuse, en fondant un journal... de médecine, —

en l'an II d'une république qui n'est pas encore celle de Périclès, — et dans la ville qui passe, avec une certaine raison, pour être aussi insalubre pour la presse médicale que pour les bronches catarrheuses.

Je vous félicite sur l'heureux choix de vos articles de fonds, — mémoires originaux, — tous écrits avec une bonne foi provinciale qui se communique et la plupart, avec un talent d'observation bien au-dessus du médiocre. — *Faire le croquis* de toutes ces intéressantes communications serait justice rendue à vos quelques collaborateurs qui savent concilier l'art et le métier, — la pratique et l'étude ; — mes notes sont là, elles attendent, mais il ne m'est pas permis de les aligner dans un feuilleton trop étroit, à la fin d'une année et au commencement d'une autre.

Le choléra, — immonde et venimeuse sangsue aux ailes de chauve-souris, — est venu s'abattre, dans les derniers mois de 1849, sur notre Hôpital militaire. — Les rigueurs de l'hiver l'engourdissent, — il digère, du reste, ses vingt mille Parisiens ; — mais le printemps prochain, avec ses tièdes haleines et ses *pénétrantes senteurs* (à Lyon, surtout), pourra le ranimer..... et alors, — édiles lyonnais ! — faites votre devoir, en traquant ce monstre, avec les précautions les plus rigoureuses de l'hygiène : — nous, médecins, s'il faut encore le combattre, nous ferons le nôtre... tous !

Je n'en excepte pas les Homoéopathes, — s'ils ne guérissent pas mieux que nous, ils font rire, du moins ! — et leur *superlificoquence*, — au point de vue de la prophylaxie, — a quelque droit aux honneurs de la publicité.

Le directeur de la petite troupe Hanhemanienne en représentation dans notre ville, a déjà fait tambouriner qu'il guérira quatre-vingt-dix cholériques sur cent. — Pourquoi, me demandez-vous, n'a-t-il pas fait profiter de sa mirifique recette, les soixante soldats qui furent les premières victimes du fléau ? — Ah ! dame, je n'en sais rien et cependant, comme vous, je voudrais bien le savoir. — Entre les bruits indiscrets qui circulent, devinez : les uns disent que, pour *travailler*, le comte D* demande cent cholériques, — pas un de moins, — afin d'obtenir un chiffre de guérisons, — à effet, — auquel le Dr Leriche n'aura rien à gratter.

D'autres prétendent que le *Veratrum* (Connaissez-vous ce spécifique ? — Non. — Ignare Allopathe !) doit sauver Lyon moderne d'un troisième cataclysme : mais, *ma*... le veratrum, — comme tous les médicaments infinitésimaux, — a ses caprices, ses antipathies, ses neutralisants ; par exemple, l'odeur de la garance le fait tomber en syncope et celle de l'indigo lui donne la migraine, — voilà pourquoi le comte *déjà nommé* n'a pas osé risquer le début de ses globules au milieu des pantalons rouges et des tuniques bleues... d'un hôpital militaire.

Encore un mot sur le choléra, mon cher confrère, et puisse-t-il être le dernier ! — Comme toutes les maladies qui font parler d'elles et consécutivement de ceux qui s'en occupent, — ce fléau est plus ou moins compliqué d'annonces, de réclames, d'entrefilets, de *speechs*, d'affiches et de brochures, — à Lyon, ne parlons que des brochures, j'en ai compté trois dans quinze jours; — un alinéa, pour chacune, permettez.

La première est adornée d'un titre qui promet : *La Vérité sur le choléra à Lyon.* — Bulletin clinique et statistique de l'épidémie, depuis le 15 novembre jusqu'au 6 décembre, avec l'accompagnement obligé des *soins préventifs*, auxquels l'auteur ne paraît pas accorder une confiance entière, puisqu'il termine en nous recommandant à « l'infinie clémence de Dieu. » (sic) — Toute vérité n'est pas bonne à dire, Monsieur T*.

La seconde, — oh ! celle-ci a ranimé mon sang qui commençait à se figer, — est d'un médecin homœopathe qui débite sa poudre à Marseille et sa prose partout. — Figurez-vous, cher confrère, qu'au dépôt de mendicité (de Marseille), il a guéri, — avec le *vetratrum*, sans doute, — deux cents cholériques sur deux cen-quinze ! — Allons donc! c'est *Chargé*, — et écrit en chiffres connus, parole d'honneur ! — Je dois ajouter que l'auteur, ayant égard à la proportion miraculeuse d'un tel succès, a cru devoir s'adresser à l'autorité ecclésiastique plutôt qu'au vu et su du corps médical, pour l'authentiquer. — Il faut lire un certificat de l'aumônier, pour croire... à cette rocambole !

Quant à la troisième brochure : *Du Choléra considéré au point de vue de l'humanité*, — j'en conseillerais la lecture aux gens du monde, auxquels, du reste, elle fut dédiée, — avant, pendant et après l'épidémie, — parce que le Dr Levrat y donne de très sages conseils, et du courage à tous ceux qui ont peur.

Au revoir, monsieur le rédacteur; — si vous aimez à causer, nous causerons encore, — comme aujourd'hui, — de ceci, de cela et d'autres choses, — en me permettant d'oublier quelquefois l'étiquette littéraire et même les règles d'Aristote : il est beau d'écrire ce qu'on pense, dit Pococurante à Candide, c'est le privilége d'un homme!

Je tiens à ce privilége, cher confrère, presque autant qu'à votre amitié.

En foi de quoi, je signe,

Dr Munaret.

---

## (*Février*.)

SOMMAIRE. — Eloge de l'arsenic, prononcé publiquement et pour la première fois, à Lyon, le 28 janvier 1850, par un médecin nommé C... — Réfutation de cet Eloge. — Espièglerie de M. Pasquier. — Erreurs et préjugés relatifs à la gastronomie. — La petite Vérole et la grosse.

« Aux petits des oiseaux il donne la pâture » , et au feuilletoniste qui débute , une séance annuelle de société plus ou moins savante... Dieu bon ! je te bénis et je t'en remercie , car notre Société de médecine a tenu la sienne dans le mois de janvier. — Entre les gammes emperlées de la *diva Alboni*, qui , ce soir-là , chantait dans la *Favorite*, et les trois ou quatre discours promis par le programme, la moindre hésitation de ma part était impossible ; j'ai donc assisté à cette séance, et je vais, — historien impartial mais d'un réalisme un peu âpre, — récapituler les impressions qui m'en restent.

L'invitation était pour la sixième heure du soir , c'est-à-dire que la nuit avait étendu ses voiles les plus sombres sur le Palais-St-Pierre, et que, pour indiquer le local, il aurait fallu plus qu'un quinquet dans le grand escalier du musée ; — j'en appelle au témoignage d'un Monsieur très bien qui le chercherait encore , si je ne lui avais pas dit , comme dans Guillaume Tell : *Suivez-moi!* — L'année prochaine, M. le président, daignez accorder un peu plus d'importance à ces bagatelles de la porte, le public vous en saura gré et moi aussi.

Mais chut ! nous voici dans la salle, bien chauffée, bien éclairée, et le secrétaire-général psalmodie *con sordina* , le premier rapport de la commission des prix ; il préconise les propriétés médicales..... de l'arsenic ! — ô Molière , si tu vivais !...

Il y a huit ans environ , cette poudre ne jouissait que de la propriété de nous débarrasser du fardeau de la vie ; — un médecin (je ne veux pas transmettre son nom à la postérité) osa l'administrer à ses malades pour les débarrasser de la fièvre, et aujourd'hui — (tout arrive en France) — la mode voudrait en faire un remède dans je ne sais pas combien de maladies! — La mode n'est qu'une jeune folle, et la science, j'ai la vanité de le croire, ne sera pas la complice de tous les dangereux abus qu'elle pourrait provoquer. — En voulez-vous des exemples?

Danger pour un mari qu'une *Gabrielle* moins timide que celle d'Emile Augier, tentera de guérir de ses accès d'humeur noire ou jaune, en lui administrant le remède Lafarge; — les rigueurs du procureur de la République ne pourront l'atteindre que pour exercice illégal de la médecine!...

Danger pour un oncle vieux, riche et avare, qui vit en bonne intelligence avec sa voisine, la Goutte, et que des collatéraux, inquiets de la chronicité de la maladie, et peut-être aussi du malade, soumettraient — sur la foi de nos pompeux éloges — à l'action thérapeutique de la *mort aux rats!* — Crampes, vomissements, coliques, etc., ne seront plus des symptômes délateurs... l'homme de l'art dira : C'est une goutte *remontée*, *répercutée*, *rétrocédée*, il fallait s'y attendre, — et les héritiers, en pleurs, de répondre : Hélas! oui, nous nous y attendions...

Danger pour vous-mêmes, — imprudents confrères! — Une supposition : — Vous perdez un client, *quoique* et non *parce que* vous l'avez traité avec la solution de Fowler, de Pearson ou de Biett, n'importe le prénom que vous donnerez à l'*arsenicum* (tueur d'hommes) pour lui garder l'incognito dans le public. — Autre supposition : — Vous vous brouillez avec votre pharmacien, *animal benè faciens partes*, comme l'a dit Guy-Patin, et qui pourra faire largement la part de la rancune qu'il vous conserve, en épiloguant vos formules...

— Et finalement, M. le rapporteur, oserez-vous, comme l'a conseillé un médecin de l'hôpital du Roule, prescrire le poison métallique, à la dose de 8 centigrammes, — dose suffisante, — d'après les expériences de MM. Orfila et Lachèze, pour tuer les chiens les plus robustes?

— La tolérance pour une substance vénéneuse est plus grande chez l'homme malade que chez l'homme sain, me répondrez-vous.

— En vertu de cette tolérance même, oseriez-vous, ainsi que Lorry nous en fit un devoir de conscience, en faire l'expérience personnelle?

— Cependant la guérison...

— Ne peut pas même justifier votre audacieuse médication : *Morbus sanatus est, sed æger mortuus*... Je vous laisse méditer ce mot d'un enfant terrible qui s'appelait Galien, et je reprends le fil de mes impressions.

Après la lecture de ce premier rapport, un des admirateurs de M. le secrétaire-général a déposé sur le bureau la motion suivante :

La Société de médecine, voulant, 1° récompenser le zèle de son rapporteur, dans le grand œuvre de la transmutation des poisons en médicaments ; 2° prévenir la répugnance des malades qui ne voudraient pas y croire et en essayer, propose de remplacer le mot *arsenic* par celui de *sucre* CANDY.

On a passé à l'ordre du jour.

De l'arsenic, auquel nous venons d'échapper, nous tombons dans le *molange* des égoûts, et c'est le brave M. Pasquier qui va nous en parfumer dans un autre rapport. — Je serai court, dit-il sournoisement dans son exorde. Mais le moyen de lui échapper, une fois descendu, — comme Jonas, — dans les circonvolutions intestinales d'une ville, guère plus inodores que celles d'un de ses habitants auquel nous aurions ordonné un éméto-catartique...

On a signalé, dans le système existant des égoûts de Lyon, un manque d'ensemble, d'accordement et de pente impossible à réparer ; il faut en atténuer les inconvénients, en créant, comme à Paris et à Londres, un service d'égoûtiers. — Avis à nos municipaux.

L'auteur du Mémoire couronné est un interne de nos hôpitaux, — M. Bourland.

Courage, jeune confrère, j'augure bien de votre avenir, parce qu'à votre âge, vous travaillez et que le travail (grande pensée d'un grand philosophe) éloigne de nous trois maux : l'ennui, le vice et le besoin. — L'ennui, cette maladie d'estaminet ; — le vice qui vous guette à la porte de votre chambrette et qui n'osera jamais y entrer, tant que vous serez en compagnie de vos vrais amis, les livres,.. — le besoin enfin, qui vous racolerait, plus tard, pour servir le charlatanisme.

M. de Polinière avait un triste et pieux devoir à remplir, — comme collègue et ami du docteur Bottex, dont il nous a raconté la vie et rappelé les modestes et utiles travaux, — avec cette éloquence du cœur qui impressionne inévitablement un auditoire, sans les artifices du style et les grandes ressources oratoires.

Bottex fut un homme de bien, tout le monde le sait; — un praticien sage, plein d'honorabilité, instruit et bienveillant pour ses confrères, tout le monde le sait encore; — mais ce que vous ne savez peut-être pas assez, chers lecteurs, parce que son panégyriste n'a fait que l'indiquer avec un respect humain que je ne puis lui passer, c'est que mon compatriote était « un dégustateur FORTEMENT outillé, » — un gastronome de la deuxième catégorie, — comme la médecine lyonnaise se glorifie d'en posséder encore quatre spécimens vivants et vivant bien.

Par exemple, il avait une manie bien déplorable, — ce cher Bottex, — il faisait boire à ses convives, le vin du cru... Le médecin aliéniste aurait pu en guérir l'amphitrion, sans une complication des plus récalcitrantes, — l'amour-propre de propriétaire.

Des palais disgraciés ne comprendront pas toute la lacune historique que je viens de signaler; ils sauront gré peut-être à M. de Polinière de n'avoir pas taché les manchettes de Fontenelle, en nous faisant assister aux *dîners trimestriels* ou aux soupers du *Pavillon Nicolas*, et ils vont me répéter cette baliverne de Charron : *Jamais homme aymant sa gorge et son ventre ne fist belle œuvre.*

Ce n'est pas entre deux parenthèses qu'il m'est possible de démontrer que la *gorge* et le *ventre* ont autant et même plus de droit à notre prédilection que tel ou tel autre organe; — que ceux qui savent manger sont comparativement de dix ans plus jeunes que ceux à qui cette science est étrangère (Brillat-Savarin); — que, pour ce motif, la gastronomie doit faire partie constituante de l'hygiène et qu'enfin nous devrions la professer à table, comme nos illustres devanciers Gastaldi, Dumoulin, Corvisart, Alibert, Richerand, Broussais, etc., etc. Mais un jour, — ô pauvres d'estomac! — un jour j'essaiyerai de faire sortir toutes ces vérités de leur gangue paradoxale, en prenant pour texte de mon discours, cet aphorisme du savant Carême : « Le talent d'un bon cuisinier est plus conservateur de la santé que la science factice de certains docteurs. » — Si le public en rit et en profite, tant pis pour la Faculté, *medicinam impendere vero.*

M. Roy a clos la séance, en nous lisant son rapport sur les vaccinations de l'année. — Malgré le zèle des membres de la commission permanente et notoirement de son secrétaire, les vaccinations sont encore bien au-dessous des naissances; — pourquoi?

— Ah ! Messieurs, je vous l'ai dit et je ne me lasserai pas en vous le redisant. La plupart des médecins de campagne gagnent cinq francs par jour ; donc, en perdant trente jours, — j'en ai fait le calcul, — pour le service prescrit des vaccinations générales ou gratuites, dans quatre ou cinq communes, nous perdons cent cinquante francs.

Est-ce que l'autorité supérieure nous indemnise de ce déficit, sans faire oublier la peine et rémunérer le zèle ? — Non, non et non. — Le mode de concours, basé sur le plus ou moins grand nombre de vaccinations pratiquées, sans tenir compte des difficultés relatives, est abusif. — Notre récompense est en raison inverse du mérite, — et l'indemnité couvre tout au plus le tiers de nos sacrifices.

*Conclusion démoc et soc.* — La propagation de la vaccine n'est plus qu'une question d'argent : comme vous paierez, Messieurs, nous vaccinerons, — parce que, où le vent du besoin souffle, le plus beau zèle finit par s'éteindre.....

Après la petite vérole, parlons de la grosse. — Dans notre ville, — c'est triste à dire, — cette maladie est à l'état endémique. — Quoi d'étonnant ? — L'un de nos syphiliographes prétend qu'il y a une Lyonnaise sur dix qui s'adonne à la débauche, — et Parent du Châtelet a constaté que sur trois..... *ceintures dorées*, il faut en admettre une au moins qui mériterait d'être blanchie par le mercure. — Enfin, d'après le fameux Rétif de la Bretonne, une..... suffit pour empoisonner la moitié d'un régiment !

Ces prémisses font apprécier les services rendus par la médecine, — qui perfectionne les moyens de guérir et renouvelle des essais jusqu'à présent infructueux, pour préserver de la syphilis. — L'idée d'un moyen préservateur a surtout préoccupé nos spécialistes, depuis les belles expériences de Ricord, sur la pathogénie de cette maladie, — la plus effroyable de toutes celles qui attaquent notre pauvre espèce, dans sa source et son principe.

C'est avec l'intention très louable de soumettre au libre examen de ses confrères et à une contre épreuve clinique, l'essai d'un moyen semblable, que le docteur Diday a publié une brochure *sur un Procédé de vaccination préservatrice de la Syphilis constitutionnelle.*

Voilà donc le problème de la *syphilis* BORNÉE A SES ACCIDENTS LOCAUX mis à l'étude !

Le procédé est bien simple : inoculer — de la même manière

que pour le vaccin ordinaire — à un homme sain ou porteur de chancres primitifs, le sang d'un malade atteint de syphilis tertiaire.

Le résultat serait admirable : mettre à l'abri, soi, sa famille, et la société, des malheurs immenses, incalculables, qui peuvent en être la suite pour l'innocent comme pour le coupable !

J'avoue cependant à mon subtil et savant confrère, que si l'idée d'une vaccination anti-syphilitique m'a tout d'abord séduit, le choix de son vaccin et la détermination plutôt analogique que théorique de son efficacité, m'ont laissé des doutes que ne peuvent pas dissiper des essais, ni assez nombreux, ni contrôlés par un temps suffisant. — Qu'est-ce, en effet, que neuf ou dix mois, à partir de l'invasion du chancre, pour certifier l'immunité d'accidents consécutifs, en faveur de quelques sujets inoculés ?

M. Diday a répondu, par anticipation, à d'autres objections soulevées contre son procédé, avec l'habileté de logique qu'on lui connaît. — Pourquoi n'a-t-il pas relevé le gant que lui a jeté son émule en esprit, M. Vidal (de Cassis)? — Par crainte, sans doute, de compromettre le fond par la forme, car il a publié depuis un article, dans la *Gazette médicale de Paris*, sur l'UNICITÉ de la syphilis, — base de sa théorie et de toutes ses conséquences.

J'attends la reprise prochaine et formellement promise par M. Diday, des vaccinations anti-syphilitiques, dans le service et avec le bénévole concours de son successeur, M. Rodet, à l'hospice de l'Antiquaille. — Je suivrai ces essais avec tout l'intérêt qu'ils méritent, et je vous dirai ensuite, ami lecteur : *Quod vidi, scribo.*

Dr MUNARET.

Lyon Imprimerie de J.-B. RODANET, rue de l'Archevêché, 3

www.ingramcontent.com/pod-product-compliance
Lightning Source LLC
LaVergne TN
LVHW012018170826
845678LV00004BA/1535
*9782329631011*